AF469812

CONSIDÉRATIONS

SUR

L'USAGE ALIMENTAIRE

DES VÉGÉTAUX CUITS,

POUR LES HERBIVORES DOMESTIQUES.

CONSIDÉRATIONS

SUR

L'USAGE ALIMENTAIRE

DES VÉGÉTAUX CUITS,

POUR LES HERBIVORES DOMESTIQUES.

PAR L. F. GROGNIER,

PROFESSEUR VÉTÉRINAIRE, MEMBRE DE L'ACADÉMIE ET DU CONSEIL DE SALUBRITÉ DE LYON, ASSOCIÉ RÉGNICOLE DE L'ACADÉMIE ROYALE DE MÉDECINE, CORRESPONDANT DE LA SOCIÉTÉ ROYALE ET CENTRALE D'AGRICULTURE, DES SOUTIENS DE L'ART VÉTÉRINAIRE DE COPENHAGUE, DE L'ACADÉMIE DE TURIN, DE LA SOCIÉTÉ HELVÉTIQUE DES SCIENCES NATURELLES, SECRÉTAIRE DE LA SOCIÉTÉ D'AGRICULTURE HISTOIRE NATURELLE ET ARTS UTILES DE LYON, ETC.

Imprimé par ordre de cette Société.

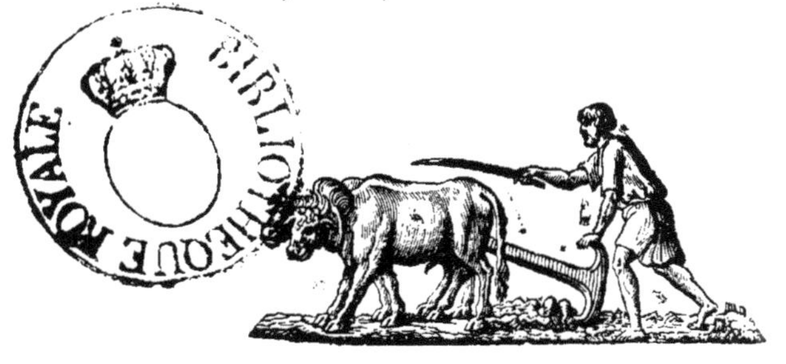

LYON,

IMPRIMERIE DE J. M. BARRET, PLACE DES TERREAUX.

1831.

CONSIDÉRATIONS

SUR

L'USAGE ALIMENTAIRE

DES VÉGÉTAUX CUITS,

POUR LES HERBIVORES DOMESTIQUES.

Ce n'est pas seulement des opinions grossières et ridicules; mais encore des préjugés scientifiques qui, étant répandus dans les campagnes, peuvent mettre obstacle à d'importantes améliorations. C'est ainsi que l'idée de la nécessité prétendue de l'exercice musculaire, pour le maintien de la santé du bétail, a repoussé, en quelques contrées, la stabulation permanente et absolue. On a jugé des besoins hygiéniques des ruminans domestiques par ceux des solipèdes, sans considérer les différences qui les distinguent dans les formes, les allures, l'ydiosincrasie. On n'a pas songé que, pour la stimulation habituelle de la vie, l'exercice musculaire de la rumination suppléait en quelque sorte celui des muscles locomoteurs. Au reste, ce n'est plus le raisonnement, mais l'expérience, qu'il faut opposer à une trompeuse analogie. La stabulation permanente est pratiquée, depuis long-temps, en

Suisse, comme en Angleterre, en Allemagne, comme dans les Pays-Bas et dans quelques parties de la France : partout le bétail qui en est l'objet se montre beau, sain, du meilleur produit (1).

Il est un autre préjugé physiologique également funeste au bon entretien du bétail. Ce préjugé, qui est cher à un grand nombre de vétérinaires, représente les végétaux divisés, atténués, cuits et pulpeux, comme impropres à l'alimentation des ruminans ; à moins toutefois qu'on ne les donne en petite quantité, et comme supplémens légers à la nourriture ordinaire. Du temps que M. Godine jeune était professeur d'hygiène à l'école vétérinaire d'Alfort, il déposa cette opinion dans les annales de l'agriculture française (*tom.* 24). Il avait été consulté par un propriétaire sur l'usage alimentaire, pour le bétail, des pommes de terre cuites à la vapeur. Il proscrivit cette nourriture, donnant pour motifs les graves inconvéniens des alimens d'une digestion et d'une assimilation trop faciles ; de là, selon lui, l'affaiblissement des organes digestifs, trop peu exercés. Il ajoutait que des alimens, divisés par des machines, rendus pulpeux par la cuisson, n'éprouvaient dans la bouche qu'une trituration, une macération légères, d'où il résultait une insalivation insuffisante pour une bonne digestion. De plus, M. Godine regardait comme se dérobant à la rumination, les alimens descendus dans le rumen sous un état de division et d'atténuation marqué. Ainsi, d'après ce système, les alimens divisés et atténués conviendraient encore moins aux ruminans qu'aux autres herbivores.

Nous allons examiner ce système; et d'abord jetons un coup d'œil sur l'appareil digestif chez les ruminans. On les regarde comme polygastres, et cependant ils n'ont réellement qu'un seul estomac. On ne peut pas donner ce nom au rumen, au réseau, au feuillet: ces organes, dont le volume est énorme, reçoivent en petite quantité de légers filets, tant nerveux que sanguins: aussi leur sensibilité est-elle fort obtuse. Des clous, de grosses épingles, d'autres métaux anguleux, pointus, tombent dans le rumen, ils s'y fixent; d'autres vont s'implanter dans les cellules du réseau, dans les lames du feuillet, sans que l'animal paraisse s'en apercevoir. On ouvre le rumen avec un couteau, et l'ouverture est assez grande pour introduire le bras, afin d'aller chercher les alimens avalés; on jette des breuvages par cette fenêtre, et on la ferme à volonté. On raconte qu'un paysan, qui, comme tant d'autres, exerçait l'art vétérinaire, ayant ouvert le rumen d'une vache avec un grand couteau, laissa par mégarde tomber son instrument dans le sac. Il cacha cet événement, la vache guérit; elle offrit deux mois après une grosse tumeur à la cuisse, qui s'abcéda; on vit sortir, à l'ouverture de l'abcès, le couteau du paysan (2).

A quoi servent pour la digestion, et le rumen, et le réseau, et le feuillet? A emmagasiner les alimens, à empêcher qu'ils n'arrivent au véritable estomac avant d'avoir acquis une quasi-fluidité, à les renvoyer pour qu'ils prennent cet état au moyen d'une seconde ou troisième mastication. Ce sont des réservoirs et des instrumens de rumination : appareils fort inutiles pour l'animal à la mamelle, parce que le lait, comme les autres alimens liquides, n'a nul besoin d'être ruminé. Aussi, dans le premier âge, les organes chargés de cette fonction sont-ils, comme l'utérus avant la puberté, seulement ébauchés. Alors la caillette, qui reçoit la nourriture sans rumination préalable, offre une grande capacité relative.

La caillette est le véritable, l'unique estomac; c'est dans son intérieur que, par l'influence du pneumo-gastrique, les substances alibiles éprouvent ce changement prodigieux qui en fait des fluides vivans. Ils n'avaient sans doute éprouvé jusqu'alors que de légers changemens physiques ou chimiques. Le travail digestif qui s'opère dans la caillette doit être le même, soit que les substances alimentaires qui y arrivent aient été coupées, divisées, pulpées, presque fluidifiées, par des hache-pailles, des meules, des marmites, ou par les dents, le rumen, le réseau et le feuillet. Et si, sous le rapport de l'aptitude à la digestion et à l'assimilation, il existe entre ces substances quelques différences, elles sont en faveur de celles qui ont été ruminées plusieurs fois. Ainsi l'usage des alimens divisés, cuits, pulpés, presque fluides, exigeant peu de rumination, donnent plus d'exercice à l'organe digestif, et en soutiennent mieux les forces. M. Godine a donc grand tort de leur reprocher d'être d'une digestion et d'une assimilation trop faciles. Les seuls organes qui, par le genre d'alimentation dont il s'agit, ont été moins exercés, sont des organes dont le plus ou le moins d'exercice n'intéresse pas plus la vie générale que le mouvement des mâchoires et le frottement des dents.

L'argument le plus *fort* contre les pommes de terres cuites, la paille hachée et tous autres alimens divisés et atténués, est la nécessité de l'insalivation pour animaliser les alimens, et celle de la mastication pour exciter les organes salivaires. Ainsi, point de salive, point de digestion possible; et sans le mouvement des mâchoires, sécrétion nulle ou du moins très-insuffisante de cette humeur nécessaire. Or, les pommes de terre cuites, délayées dans l'eau tiède, exigent peu de mouvemens maxillaires: donc elles sont pour les ruminans une fort mauvaise nourriture: voilà ce qu'on dit.

Nous nous demandons d'abord s'il est vrai que la salive donne aux alimens le premier degré d'animalisation. C'était l'opinion de Dumas, qui attribuait à cette liqueur animale « le pouvoir de dé-
» truire ce que les substances ont d'hétérogène et d'é-
» tranger, et *d'ébaucher en quelque sorte sur elles*
» *les traits de l'animalité*, de les mettre en état
» de subir les changemens plus intimes que le
» travail de l'estomac et les forces de l'assimila-
» tion leur préparent » (*Principes de physiologie*, 1806, *tom. I*, *pag.* 241).

Le savant Chaussier ne fait pas jouer à la salive un rôle si important. « Il est probable, dit-il,
» que la salive ne fait subir aucuns changemens
» intimes dans, la bouche, aux alimens ; qu'elle
» leur est seulement ajoutée pour aider leur tritu-
» ration, leur ramollissement, leur réduction en
» pâte, pour servir aux changemens qu'elles subi-
» ront dans l'estomac. Du moins, on ne voit autre
» chose dans ces alimens mâchés et pénétrés des
» divers sucs de la bouche ; ils ont encore toutes
» leurs qualités *physiques et chimiques* propres »
(*Dict. des sc. méd. art. Digestion*).

Nous adoptons les probabilités admises par Chaussier, plutôt que les assertions absolues exposées par Dumas. Comment prouver que la salive imprime, dans la bouche, aux alimens *les traits de l'animalité ?*

Rien, au reste, de moins constant que la quantité de salive qui peut couler dans un temps donné. M. Girard parle de dix litres de cette humeur qui, après un jeûne de deux jours, sortirent des canaux parotidiens, pendant que l'animal mangeait une demi-botte de fourrage (*Traité d'anat. vét.*, 1820, *tom. II*, *pag.* 25). Le canal de stenon, dit Dumas, ayant été coupé sur un homme, il en sortit seize livres de salive, dans l'espace d'un jour (*Princ. de physiologie*, *tom. II*, *pag.* 49).

La sécrétion et l'évacuation de la salive, de même que la nature de ce fluide, sont subordonnées à une foule de causes étrangères à tous les actes de la digestion, sans que ceux-ci en soient troublés. Parmi ces causes sont la surabondance ou la pénurie des autres sécrétions, la saison, le climat, l'ydiosincrasie, l'habitude, l'influence de certaines substances alimentaires, etc. On sait quelle quantité de salive est provoquée dans l'homme par l'usage du tabac, les corps dits syalogogues, les frictions mercurielles. On a observé que, sous l'influence de ces agens, les glandes salivaires augmentaient de volume et d'activité d'une manière prodigieuse ; et cette exubérance est indépendante de la compression et des mouvemens exercés par les organes contigus(3).

Avant l'illustre Bordeu, il était permis de croire

que les organes des sécrétions, et notamment la parotide, se vidaient comme une éponge, par l'effet d'une pression osseuse ou musculaire. Et, de cette théorie grossière, dont les sectateurs sont encore nombreux, on déduisait, comme on déduit encore, la nécessité de la mastication pour la sécrétion de la salive, sans laquelle *point de bonne digestion.* Bordeu a prouvé, par des dissections et des expériences irréfragables, que, chez l'homme comme chez la brute, les glandes salivaires ne pouvaient être comprimées par les parties qui les environnent, et que, d'une manière toute particulière, la parotide était à l'abri du mouvement des mâchoires, de la contraction de tous les muscles et même du resserrement de la peau.

Il résulte des expériences de Bordeu que des alimens qui n'exigent point de mastication, comme les pommes de terre cuites, n'empêchent point la sécrétion salivaire.

Arrivant dans la bouche en même temps que ces substances, les devançant quelquefois, le suc salivaire se mêle avec elles, elle les suit après la rumination. La salive coule dans l'estomac après le repas ; elle s'unit au suc pancréatique, autre espèce de salive, dont l'excrétion est assurément indépendante du mouvement des mâchoires. Il y a une insalivation gastrique, comme une insalivation buccale. Cette dernière sera utile lorsque des alimens fibreux, durs, auront besoin d'être brisés, broyés, moulus par l'action mécanique des dents; elle en favorisera la pulpation. Elle sera superflue si cette opération a eu lieu hors du corps par un instrument quelconque; les alimens réduits à l'état pulpeux par la cuisson n'auront nul besoin de mastication; et si l'insalivation leur est nécessaire, ils la trouvent dans l'estomac.

De ce qu'un vieil animal édenté digère mal des substances solides, on en conclut la nécessité de la mastication, et l'on a raison. Mais on croit ce mouvement nécessaire pour faire arriver de la salive; tandis qu'il ne l'est que pour diviser, atténuer, moudre, pulper, malaxer la nourriture, afin d'en rendre la digestion plus facile, toutes choses qui pourraient avoir été opérées avant le repas. Nous ne disons pas pour cela que l'insalivation soit inutile; mais nous soutenons, d'après le raisonnement et l'expérience, qu'elle peut avoir lieu dans la bouche sans mastication, et s'opérer dans d'autres organes. Si l'insalivation buccale provoquée par le broiement maxillaire était indispensable, on ne pourrait expliquer l'énergique digestion des carnivores qui ne mâchent pas, et dont la sécrétion salivaire ne laisse pas que d'être fort considérable, comme le prouve le volume des glandes chargées chez eux de cette fonction. Pour eux, l'insalivation est gastrique; il en est de même des mammifères allaités. Quel est celui d'entr'eux qui mâche le lait dont il se nourrit exclusivement? Il n'en est aucun néanmoins chez lequel ne soient déjà développées des glandes salivaires, et qui, par conséquent, soit dépourvu de salive. Ce fluide arrive même dans la bouche du veau comme dans celle de l'agneau et de l'enfant à la mamelle.

On nourrit et même l'on engraisse, sur les montagnes d'Auvergne, des porcs uniquement avec du petit lait, résidu de la fabrication des fromages. Et si, pour digérer ce liquide, la salive est nécessaire, on ne peut pas dire que la sécrétion en soit provoquée par un mouvement des mâchoires. Les veaux à la mamelle ne ruminent pas plus que les porcs; et, sur les montagnes d'Auvergne, c'est jusques à l'âge de six à dix mois que sont à la mamelle les veaux qu'on veut élever.

Ne pourrait-on pas prolonger ce régime jusqu'à l'âge adulte, pendant toute la vie? Que deviendraient alors et le rumen, et le réseau et le feuillet, réduits à l'inaction? Si poussant beaucoup plus loin l'expérience, on tirait une race d'animaux ainsi modifiée, à quels résultats ne pourrait-on pas arriver? Qui peut assigner des bornes à la puissance de l'homme sur l'espèce comme sur l'individualité des animaux domestiques ? Il n'a sans doute pas atteint cette limite, l'illustre agronome anglais (Backwel) qui a pétri d'une main si ingénieuse les formes et les qualités d'un nombreux bétail (4).

Ces animaux ruminans constamment nourris de liquides, rumineraient-ils ? Nous l'ignorons. Mais des pommes de terre cuites ne sont pas des liquides comme le lait ; or, comme il n'y a que les alimens liquides qui puissent se dérober à la rumination, et encore sous la condition qu'ils ont été avalés à petites gorgées ; on peut donner des pommes de terres cuites aux ruminans sans arrêter une fonction qui est, au reste, beaucoup plus mécanique que vitale. Il est possible toutefois, que ces tubercules cuits et mêlés à de l'eau tiède reçoivent en revenant à la bouche, sous forme de pelottes moins de trente ou quarante coups de dents. Il est des observateurs qui se sont amusés à compter le nombre de mouvemens des mâchoires exécutés sur la pelotte soumise à la rumination, et ils ont conclu de leurs graves recherches qu'il y avait de grandes variations entre chaque bouchée dans le même repas. Il est bien *probable* qu'il y en a pareillement selon le genre d'alimens. Au reste, le nombre de coups de dents fut-il réduit à vingt, à dix, à cinq, la pelotte, soumise à cette action, ne peut-elle pas recevoir les conditions nécessaires pour aller subir dans la caillette, sous une influence nerveuse l'acte vital qui doit la changer en chyme?

M. Godine pense que des alimens atténués et divisés, une fois descendus dans le rumen, ne peuvent pas être soumis à l'acte de la rumination. Ce vétérinaire confond toujours des alimens atténués et divisés, tels que des pommes cuites et écrasées, de la paille ou autre fourrages hachés, avec des alimens tout-à-fait liquides, comme du lait, de l'eau blanchie par la farine, etc.

J'ai vu des bœufs à l'engrais, nourris exclusivement de soupes et de buvées de diverses sortes, peu consistantes, qui ruminaient parfaitement; et je fais observer que, si, par ce régime, l'énergie digestive avait été affaiblie, on ne pourrait expliquer l'engraissement de ces animaux (5). On engraisse des bœufs, on entretient des vaches laitières, près des distilleries, près des sucreries de betteraves, presque exclusivement avec les résidus mous et pulpeux de ces fabriques, et on ne s'est pas aperçu que ces animaux aient cessé de ruminer; il serait au reste assez indifférent que cette fonction peu vitale cessât, du moment que les uns de ces animaux prennent facilement beaucoup de graisse, et que les autres donnent du lait en abondance.

Ce n'est pas le plus ou le moins de consistance des alimens, mais leur volume, qui est nécessaire à la rumination. Un bœuf cesse de ruminer après un long jeûne, quoiqu'il porte encore dans les appareils de la rumination jusqu'à vingt-cinq ou trente kilogrammes de masse alimentaire. Et dans cet état il mourrait de faim, s'il ne prenait de nouveaux alimens. Très-peu de temps après les avoir reçus, il les rumine avec ceux qui étaient immobiles dans ses prétendus estomacs. Ceux qui ont écrit sur la rumination, n'ont pas expliqué ce phénomène dont la solution n'entre pas dans mon sujet. Ils n'ont pas expliqué davantage un phénomène plus important : la cessation subite de la rumination dans presque toutes les maladies du bétail même les plus légères. On ne peut attribuer cette inertie à la faiblesse musculaire, puisque, dans cet état, l'animal peut faire plusieurs lieues, comme je m'en suis assuré en traitant le typhus de 1814. Le premier signe de cette grave maladie était souvent la cessation de la rumination. On se hâtait de vendre, et souvent au loin, l'animal qui offrait ce symptôme. Heureux quand c'était pour la boucherie : car la viande des bœufs, frappés et même morts du typhus, n'a rien d'insalubre, tandis que cette épizootie est dans l'espèce bovine éminemment contagieuse (6).

Nous n'examinerons pas la question de savoir si la rumination est un acte volontaire, instinctif ou simplement mécanique, il nous suffit de la certitude qu'il peut s'exercer sur des substances divisées, atténuées ou cuites avant d'être ingérées ; et leur volume en cet état est souvent plus considérable que sous tout autre. Les bêtes bovines qui, dans les premiers jours du printemps, pâturent l'herbe tendre, ruminent aussi bien que celles qui, pendant l'hiver, sont nourries de foin, de paille, de feuilles avec les rameaux. Seulement dans les premiers, la pelotte ruminée ne fait que se présenter à la bouche, n'ayant pas besoin de mastication ; et j'ai cru remarquer que quelquefois même elle ne se présente pas du tout : l'acte de la rumination était alors pour la vache mollement couchée dans la prairie, une distraction, un amusement, l'effet de l'habitude.

Même chose peut arriver aux bêtes bovines alimentées avec des végétaux cuits, sans le moindre détriment pour l'acte digestif.

Ne digèrent-elles pas très-bien, les vaches laitières nourries, dans quelques contrées, principalement de soupes, quelquefois fluides, et alors nommées buvées, qui se composent de son, d'avoine moulue, de pommes de terre, de turneps cuits et écrasés, de farines de seigle et d'orge fortement salées ?

Il est dans certains pays de grandes fermes où l'on a construit tout exprès des fourneaux pour ces préparations ; et les avantages qu'elles offrent, compensent largement les frais d'établissement, ceux de combustible et de main d'œuvre.

On va plus loin dans les États-Unis : on y fait cuire à la vapeur non-seulement les pommes de terre et le turneps, mais encore le foin et la paille. Les vaches alimentées ainsi, presque exclusivement, fournissent en abondance un lait excellent.

Ce ne sont pas des vaches laitières, mais des bœufs à l'engrais, qui sont nourris exclusivement avec des pommes de terre cuites à la vapeur, chez M. de la Chapelle, à la Rouge, près de Meximieux. J'ai vu son fourneau, qui est très-simple, et je tiens de lui-même que, malgré les frais de combustible et de main d'œuvre, il était difficile de mieux engraisser des bœufs et avec plus d'économie (7).

Ce n'est pas seulement les bêtes bovines, mais encore les bêtes à laine et même les chevaux, que, dans la Flandre française, on alimente avec succès, en leur donnant pour toute nourriture des soupes de fourrage dont la pomme de terre est la base. Ce tubercule est rapé, jeté dans une cuve avec de la paille, du foin hachés ; on y dirige de la vapeur ; quand tout est cuit, on laisse refroidir et on apporte au bétail. Pas d'autre nourriture, l'hiver comme l'été, que ces soupes, dont seulement on varie la composition. Il en est où il n'entre pas un brin de foin, par la raison qu'on n'en récolte pas du tout. Ainsi, dans la ferme flamande de Williers, dont la contenance est de 86 hectares, toutes les prairies et les pâturages ont disparu ; et pour y nourrir un nombreux bétail, on fait cuire des pommes de terre à la vapeur, on les étend sur le sol, on les écrase sous des pieds garnis de sabots, en y incorporant, au moyen d'une certaine quantité d'eau, de la paille hachée.

On a calculé, avec toute l'exactitude flamande, que la nourriture des bêtes de travail, des bœufs à l'engrais, soumis à ce régime, coûtait, terme moyen, 1 fr. 10 à 20 c.

Ces détails sont puisés dans un rapport présenté à la société d'agriculture d'Avesne par une commission chargée d'explorer les améliorations agricoles de l'arrondissement (*Rapport fait à la société d'agriculture d'Avesne, sur les domaines de l'Epine et de Villiers, Valencienne*, 1830).

Le fils de l'un des commissaires, M. Lecocq, se trouvant attaché à l'enseignement de l'école à laquelle j'ai l'honneur d'appartenir, j'ai dû lui demander des renseignemens. Je n'eusse pu mieux m'adresser : pendant trois ans, il a été employé, en qualité de médecin vétérinaire, à la grande ferme de l'Epine, où il a vu commencer l'usage des soupes de fourrage. Raisonnant d'après la théorie que j'ai combattue dans le présent mémoire (nécessité des alimens d'une certaine consistance pour la mastication, insalivation, rumination, digestion, etc.), M. Lecocq prophétisa de fréquentes indigestions et un dépérissement progressif; et cependant, pendant deux ans, qu'il soigna le bétail ainsi nourri, il n'eut à traiter que quelques maladies inflammatoires, moins graves et moins nombreuses que dans les fermes voisines, où le bétail était soumis au régime ordinaire. Il vit des chevaux de labour forts et vigoureux, sous l'influence de cette nourriture cuite. On l'a donnée à des moutons atteints par la cachexie, et la maladie s'est arrêtée au point qu'après avoir été bien engraissés en quarante jours, ils ont été vendus au même prix que s'ils n'eussent jamais été malades.

Ces faits, auxquels on pourrait en ajouter beaucoup d'autres, valent mieux que tous les raisonnemens. Nous n'examinerons pas ici l'influence, sur les substances végétales, de l'eau et du calorique. Nous nous contenterons de faire observer que les corps organiques, soit qu'ils soient doués ou privés de vie, se métamorphosent les uns dans les autres. La gomme devient fécule, la fécule devient sucre; ce qui contenait peu d'élémens capables d'assimilation, peut en acquérir beaucoup; ce qui pouvait résister aux forces digestives, peut devenir d'une digestion facile, et l'action du calorique et de l'eau n'est-elle pas éminemment propre à déterminer ces changemens? que des chimistes le démontrent par le jeu des affinités, nous le prouvons par une expérience de tous les jours. Est-ce que la cuisson ne développe pas le principe sucré d'un grand nombre de fruits et de racines? et n'a-t-on pas, à l'aide de certains ingrédiens, saccharifié jusques à la paille, au bois, aux vieux chiffons?

On sait que l'eau devient nutritive en se solidifiant dans la fermentation panaire, par une loi qui nous est inconnue. Pourquoi un phénomène analogue n'aurait-il pas lieu par la simple cuisson des végétaux? Tout porte à croire que non-seulement leur qualité mais encore leur masse nutritive, est augmentée par cette préparation.

Ce n'est pas tout : des végétaux cuits, réputés impropres à l'alimentation, peuvent devenir alimentaires par la cuisson. On pourrait assurer d'avance que les plantes âcres et grossières des marécages, les fougères des forêts, les genêts et les bruyères des sols arides, deviendraient, par la cuisson, d'une digestion et d'une assimilation faciles (8). Et dès-lors quelle augmentation de ressources alimentaires pour la multiplication d'un bétail dont la pénurie est le plus grand scandale de l'agriculture française!

Le bétail le moins nombreux et le moins productif, dans une étendue donnée, est celui qui pâture en liberté sur des sols où la végétation est abandonnée à la nature, et où la faux ne passe jamais. Vient ensuite celui qui est nourri sur des sols dont l'herbe spontanée, devenue plus succulente par les travaux de l'homme, est, en partie du moins, desséchée et emmagasinée pour la nourriture du bétail pendant la saison rigoureuse.

La troisième méthode, plus féconde, consiste à cultiver des fourrages avec le même soin que des céréales ou des légumes, et à les faire consommer presque en totalité dans les étables.

Ces trois méthodes sont suivies simultanément et à des degrés divers dans toutes les contrées de l'Europe.

Il fut un temps où la première dut être exclusive partout, comme elle l'est encore chez les Arabes et les Hottentots, comme elle l'est, par la force des choses, dans la moitié de l'année, chez les agriculteurs montagnards des peuples civilisés.

La seconde remonte à la plus haute antiquité. Une botte de foin servait d'étendard aux fondateurs de Rome, et il est question d'herbe fanée pour la nourriture des bœufs dans le plus ancien comme le plus vénérable des livres. Quant aux chevaux, ils étaient nourris, comme ils le sont encore en Orient, d'orge et de paille. Ce n'est que dans les temps modernes, et en Europe, qu'on s'est avisé de nourrir, comme les vaches, un animal svelte, élastique, plein d'élégance.

Deux siècles se sont à peine écoulés depuis l'introduction de ces riches cultures qu'on a bizarrement nommées prairies *artificielles* ; ce n'est que depuis un demi-siècle qu'elles se sont propagées, encore avec une extrême lenteur ; et il est des contrées, je ne dis pas en Afrique ou même en Espagne, mais dans notre France, où les prairies ensemencées et temporaires, où les cultures de racines fourragères, qui se marient si bien aux assolemens raisonnés, sont complètement inconnues.

La quatrième méthode, bien supérieure à toutes les autres, se propagera-t elle avec plus de rapidité? Sentira-t-on bientôt que c'est principalement après avoir subi la cuisson, que, pour notre bétail comme pour nous-mêmes, les alimens sont le plus riches en principes alibiles, sous une masse donnée, le plus savoureux, le plus faciles à être digérés et assimilés.

J'aime à voir, dans un avenir peu éloigné, cette grande révolution. Elle sera favorisée par la surabondance des combustibles fossiles, par le perfectionnement des machines à vapeur. C'est ainsi que toutes les découvertes s'enchaînent dans les moyens d'augmenter la richesse publique et d'avancer la civilisation ; comme tous les préjugés, toutes les erreurs, conspirent pour maintenir l'espèce humaine dans l'enfance et la misère.

NOTES.

Le mémoire qui est soumis aux agronomes et aux vétérinaires, a été communiqué à la Société d'agriculture, histoire naturelle et arts utiles de Lyon, dans sa séance du 18 février 1831. Cette compagnie, jugeant d'une grande importance la question qui y est traitée, en a voté l'impression, laissant à l'auteur la latitude d'y ajouter des notes. Il use de cette autorisation. En composant son travail, il lui était souvent arrivé de sacrifier des détails qui ne lui paraissaient pas inutiles, mais dont l'exposé, même rapide, eût entravé la marche de la discussion à laquelle il s'était livré. D'un autre côté, plusieurs points de doctrine seulement indiqués dans l'opuscule, méritent des développemens mieux placés dans des notes que dans le texte du discours.

(1) *Page* 6. De ce nombre est la stabulation permanente et absolue, que Tschiffelly, agriculteur suisse, a le premier annoncé comme une amélioration immense, et qui a obtenu l'approbation des plus habiles agronomes, tels qu'Arthur Young, Thaër, Jonh Saint-Clair, Fellemberg, Morel de Vindé, Matthieu de Dombasles.

« Le pâturage ambulant, me disait M. Favre » d'Elvire, agronome et vétérinaire suisse, d'un » grand poids en cette matière, est partout, excepté

» sur les montagnes inaccessibles à la faux, une » erreur, presque une monstruosité, en économie » rurale. *Les ruminans n'ont pas, comme les che-» vaux, besoin d'exercice.* »

Ces deux espèces d'animaux, abandonnés à eux-mêmes dans la prairie, s'y comportent bien différemment. Tandis que le cheval, vif et fringant, court et bondit, le bœuf fait lentement quelques pas et s'arrête; si autour de lui l'herbe est savoureuse, il remplit le rumen sans presque changer de place, il se couche pour ruminer.

Les vaches qui fournissent du lait à la ville de Lyon, sont en général sédentaires, et comme elles sont assez bien logées et fort bien nourries, leurs maladies sont fort rares. On en tire, terme moyen, huit à dix litres d'un lait excellent. D'un autre côté, j'ai vu sur les montagnes de Tarare, département du Rhône, des vaches paissant en liberté, respirant un air pur, s'abreuvant d'eaux excellentes, mais mal nourries à cause de la stérilité du sol; j'ai vu ces vaches, chétives, quoiqu'issues de la race bressanne, donnant, en très-petite quantité, de bien mauvais lait.

En supposant, au reste, qu'un peu d'exercice et de grand air fût nécessaire aux vaches laitières, on peut les faire sortir de temps en temps, pour les promener; on peut ménager, auprès de l'étable, une cour, un petit enclos : genre d'économie très-commun en Flandre et en Suisse.

Les assertions prétendues physiologiques qu'on oppose à la stabulation permanente, auraient quelque poids, qu'elles seraient étrangères aux bêtes bovines de travail qui sont à l'air une très-grande partie de l'année. Ces animaux, amenés après le dételage à l'écurie, où ils trouvent une nourriture saine et abondante, où ils peuvent se reposer tranquillement, feront, dit Matthieu de Dombasles, deux fois plus d'ouvrage que ceux qui, une fois dételés, doivent chercher au loin une herbe rare et courte.

Et ce bétail donne trois fois plus d'un fumier trois fois meilleur.

On sait que c'est de deux manières qu'on engraisse les bœufs, c'est-à-dire, au pâturage ou à l'étable. La seconde manière, nommée de pouture, est toujours la plus courte et la plus sûre, presque partout la plus économique, et en général celle dont les produits sont les plus avantageux.

Ce n'est qu'à l'éducation des veaux destinés à devenir bêtes de travail, que la stabulation permanente ne convient pas; mais les éducations ne doivent, en bonne économie, se faire que sur les montagnes inaccessibles à la faux, comme à la charrue.

Partisan zélé de la stabulation permanente, Feljemberg a exprimé le vœu que les montagnes fussent soumises à une police publique, et leurs pâturages uniquement réservés à l'éducation des veaux, des poulains et des bêtes à laine. « Ces animaux, » dit-il, prendraient un développement plus complet et un tempérament plus robuste.... On les » soumettrait ensuite avec avantage au régime des » étables. »

« Les vaches élevées toujours à l'étable, à Holwyt (c'est Fellemberg qui parle), me laissaient » peu à désirer, pour la beauté, la santé et la » corpulence; mais leurs veaux réussissaient rarement. Je désirerais qu'il se fît, dans le pays, un » règlement, au moyen duquel il fût facile de faire » soigner et nourrir, jusqu'à leur troisième année, » sur les montagnes qui ne peuvent servir qu'au » pâturage, les bêtes à cornes nées dans les plaines. » (*Vues relatives à l'agr. de la Suisse.*)

Au reste, que les ruminans adultes, même les plus pétulans, aient peu besoin d'exercice, c'est une vérité que démontre l'exemple de quinze mille chèvres jouissant d'une santé robuste, et donnant abondamment d'excellent lait, sur les Monts-d'or lyonnais. Toujours à l'étable, où elles ont été reçues à l'âge de dix-huit mois à deux ans, presque aucune n'y a été élevée. Les cultivateurs des Monts-d'or savent fort bien que les jeunes animaux s'élèvent mal à l'écurie, et que partout où le lait en nature est d'un débit lucratif, les jeunes animaux appartiennent à la boucherie. C'est surtout dans l'économie du bétail que chaque localité doit avoir son genre d'industrie; et partout ailleurs que sur les montagnes inaccessibles à la charrue et à a faux, le pâturage vagabond est une grande absurdité.

(2) *Page* 8. Je ne suis pas le seul qui ait refusé le titre d'estomac au rumen, au réseau, au feuillet. Le rédacteur du *Recueil de médecine vétérinaire* regarde, avec raison, ces poches, comme des ren-

flemens de l'œsophage, avec lequel ils ont de commun la texture et l'usage. Il pense que ces renflemens œsophagiens n'ont à remplir que des fonctions purement mécaniques, qu'ils sont des annexes du système masticatoire ; tandis que la chimification, la formation du chyle et l'absorption, qui sont des actions toutes vitales, s'exécutent entièrement dans la caillette et l'intestin (*Rec. de méd. vét.*, t. VIII).

Dans la persuasion où il était de l'inertie vitale des trois prétendus estomacs des ruminans, le professeur vétérinaire Gilbert rejeta de la thérapeutique des bêtes à cornes tous les médicamens intérieurs. Daubenton, Tessier, Huzard, n'adoptèrent pas une exclusion si absolue ; néanmoins, comme ils avaient peu de confiance dans la vertu des médicamens qui tomberaient dans le rumen, le feuillet, le réseau, ils exigeaient que ces substances fussent données sous la forme et avec les précautions nécessaires pour qu'elles pussent arriver directement à la caillette, c'est-à-dire, au seul estomac.

Les organes préparatoires de la digestion sont-ils des corps inertes ? non sans doute. Tout dans le corps vivant est doué de vie, mais avec plus ou moins d'intensité ; et cette mesure naturelle peut changer dans l'état pathologique, au point que des organes naturellement très-sensibles soient réduits à la vitalité végétative, tandis que d'autres qui dans l'état normal ont peu de sensibilité, en contractent beaucoup. Des muscles ne peuvent-ils pas être frappés d'une insensibilité paralytique, tandis que des tendons, des ligamens, des os, qui dans l'état normal sont dépourvus de sensibilité, peuvent devenir, par un effet pathologique, le siége de douleurs violentes, d'une inflammation réelle? Faut-il s'étonner, d'après cette loi de l'économie vivante, que les organes préparatoires de la digestion ne puissent quelquefois s'irriter, s'enflammer, tomber en gangrène? Et de ce qu'ils peuvent éprouver ces accidens, faut-il en conclure qu'ils jouent un grand rôle physiologique dans l'acte de la digestion?

(3) *Page* 11. Quelle est la cause de l'excrétion salivaire? Bordeu l'a dit dans ses belles recherches sur les glandes : c'est la vie de l'organe et sa sensibilité nerveuse que mettent en jeu certaines circonstances. Qui n'a éprouvé que la salive arrive spontanément à la bouche par l'effet de la présence, du désir, de la vue des alimens? L'excrétion de cette humeur est quelquefois prodigieuse, quoique les os et les muscles des mâchoires soient en repos. Magendie a vu un homme de la bouche ouverte duquel partait un jet de salive qui arrivait à plusieurs pieds de distance. Hurtrel d'Arboval parle (*Dict. vétér. art. Ptyalisme*) de chevaux de la bouche desquels des flots de salive coulaient continuellement, par suite d'une affection pathologique, et beaucoup moins quand ils étaient bridés.

Une jument ayant été privée de nourriture à l'heure ordinaire de l'un de ses repas, fut tout-à-coup affectée d'un ptyalisme si violent, qu'elle rendit, les mâchoires étant immobiles, et dans moins d'une heure, plusieurs litres de salive.

C'est bien indépendamment de tout mouvement

maxillaire, que les substances dites sialogogues excitent les sécrétions salivaires. Nous avons vu dans notre école un cheval qui avait mangé, en grande quantité, de la moutarde des champs (*sinapis arvensis*) ramassée pour des vaches. Il rendait de la salive au point que, dans l'espace de douze heures, on put en remplir cinq seaux. En lui levant la tête on voyait couler ce liquide comme du robinet d'une fontaine.

Le ptyalisme est l'un des symptômes d'une dentition laborieuse, de la carie des dents, de l'esquinancie, des aphtes, de la parotidite, de l'opération barbare par laquelle certains maréchaux *battent les avives*, etc.

(4) *Page* 15. Backwel, a dit lord Sommerville, semblait pouvoir tailler le modèle d'une brebis telle qu'il la voulait, et pouvoir ensuite lui donner la vie.

Cet éminent nourrisseur, pour me servir d'une expression d'Arthur Young, conçut l'idée d'un mouton de boucherie à tête très-petite, à ossature exigue, à pieds courts, à intestins volumineux. Il voulut que son mouton eût le dos horizontal, qu'il eût à prendre graisse une grande aptitude, et qu'une fois bien gras, il eût la forme d'un baril. Il se met à l'ouvrage, bien résolu à ne pas compter les années. Il distribue le régime convenable à ses vues, ayant soin d'appareiller les mâles et les femelles qui offraient les caractères recherchés ou qui en approchaient, et il sortit de ses mains une race tellement estimée en Angleterre, qu'on lui paya jusqu'à vingt guinées pour la monte d'un seul bélier de cette race.

Il dirigea les mêmes travaux sur l'espèce du bœuf, et il obtint les mêmes succès. Ce n'est pas tout : il parvint à donner aux parties les plus recherchées par les gourmets, un développement extraordinaire, en y déterminant les courans nourriciers par des frictions, des lotions et d'autres procédés habilement ménagés. Voilà le secret de la création de ces beefstekes si fameux en Angleterre, qui ne sont autre chose que le développement prodigieux des muscles lombaires et dorsaux. Mais ce ne fut pas seulement à la production des énormes beefstekes que s'attacha l'éminent nourrisseur; il voulut encore, et il y réussit, que ses bœufs fussent le plus volumineux dans les parties les plus estimées par des consommateurs grands connaisseurs et très-exigeans. « L'éminent nourrisseur », dit Arthur Young dans le *Cultivateur anglais*, « s'attachait à ce que ses animaux » acquissent le plus grand poids dans les parties où » la chair est la plus estimée. Il y a en effet une » grande différence entre un bœuf de 50 stones (le » stone est d'environ 13 livres) qui en donne 30 » bonnes à rôtir et 20 en basse viande propres à » bouillir, et un autre bœuf qui donne 30 stones » de la dernière qualité et 20 de la première. Le » premier, il a reconnu que les bœufs qui ont les os » les plus petits, s'engraissent le plus facilement, » le plus promptement et avec le plus d'économie, » et qu'ils fournissaient la meilleure qualité de » viande, etc. »

Nous ne connaissons pas en France les bœufs créés par Backwel; mais nous avons adopté depuis quelques années l'une de ses races de moutons : c'est celle de Dishley, à laquelle il a jugé à propos de ne laisser que six pouces de jambes pour la possibilité du pâturage. Il l'a privée de cornes, en allongeant sa laine jusques à quatorze pouces, et il était parvenu à en recrouvrir les épaules d'une couche de sept pouces de graisse. Tel fut l'enthousiasme des Anglais paur cette création, qu'on loua, pour une saison, un bélier Dishley *quinze cents guinées*.

On vit enfin sortir de ses mains des chevaux gigantesques, que les brasseurs de bière s'empressèrent d'acheter, pour traîner dans Londres les plus lourds fardeaux.

A la vue de ces prodiges, Arthur Young s'écrie qu'on a érigé à l'abbaye de Westminster cent statues à la mémoire d'hommes qui ont beaucoup moins mérité cet honneur que le nourrisseur Backwel.

(5) *Page* 16. On sait que tout ce qui affaiblit l'énergie vitale, favorise l'engraissement ; et on a cru pouvoir conclure de ce fait que les nourritures cuites n'engraissent les bœufs que parce qu'elles les énervent. Mais ce n'est pas l'appareil digestif qui perd de son énergie pendant la sagination ; c'est au contraire vers cet appareil que se concentre alors l'activité de la vie. L'animal soumis à ce régime digère des masses d'alimens qui résisteraient à ses forces digestives, si on exigeait de lui un travail même léger.

Toujours lente et rarement complète au pâturage, la sagination est prompte et facile à l'étable, lorsque l'animal est plongé dans le repos, le silence, l'obscurité, la quiétude la plus profonde. On en a vu qui ne se tenaient debout que pour manger, c'est-à-dire, deux ou trois heures en vingt-quatre. On a vu des porcs qui ne se levaient jamais, et on sait depuis Columelle, que l'insensibilité de ces derniers peut alors être poussée au point de permettre à des rats de se loger dans l'épaisseur de leur lard.

Et pour amener ces animaux à ce point d'obésité, on se garderait bien d'affaiblir leurs organes digestifs; on les fortifie, au contraire, en donnant du sel, de la gentiane et d'autres condimens. On leur donne des alimens cuits plutôt que des nourritures crues, parce qu'ils exercent suffisamment l'estomac et ne l'affaiblissent pas. Quant à l'affaiblissement des autres organes, qui est si favorable à la sagination, il est dû à la surabondance alimentaire accompagnée de circonstances atoniques déjà signalées, auxquelles on peut ajouter la saignée, l'humidité, surtout la privation des organes reproducteurs.

Et toujours est-il vrai de dire que la sagination, qui suppose l'énergie exclusive des organes digestifs, serait inexplicable par l'effet d'alimens propres à détruire cette énergie.

(6) *Page* 17. Le caractère contagieux de l'épizootie typhoïde bovine repose sur tant de faits irréfragables, que pour le contester, il faut pousser jusques à ses dernières limites le dangereux système de l'anti-contagionisme absolu. Mais il est permis de ne pas croire à l'innocuité alimentaire de la viande des animaux infectés du typhus, surtout s'ils ont

succombé à cette maladie. On a tant d'exemples d'accidens graves, même mortels, par l'effet de l'usage de la chair d'animaux qu'une épizootie avait frappés ! Mais cette maladie n'était pas celle qui a ravagé la France à la suite de l'invasion étrangère. en 1814. Les troupes ennemies ont mangé impunément, avant leur entrée dans notre malheureuse patrie, la viande de leurs bœufs affectés du typhus ; on leur en a donné dans tous les départemens où elles ont traîné la contagion : leurs malades mêmes en usaient dans les hôpitaux. C'est un fait que je peux attester, en ayant été le témoin pendant deux ans que j'ai été chargé de la répression de l'épizootie typhoïde dans le département du Rhône. J'ai mangé moi-même de cette viande, elle m'a paru peu différente, au goût, de celle de la meilleure qualité. MM. Huzard à Paris, et Coze à Strasbourg, ont déclaré sans danger l'usage alimentaire de la viande dont il s'agit ; et un siècle auparavant, Arcani de Milan avait réuni dans un mémoire un grand nombre de faits et d'autorités, pour prouver que la viande de bœufs atteints de l'épizootie de 1714 avait servi à la nourriture de l'homme sans aucun inconvénient.

Je me garderais bien de conclure de ces faits l'inutilité de toute surveillance sanitaire sur les boucheries ; j'ai trop de raisons de croire que c'est par une exception, difficile à expliquer, que le typhus exerce peu d'influence sur les qualités des viandes, tandis que les affections charbonneuses les rendent en quelque sorte vénéneuses. Et comme on pourrait facilement prendre pour le typhus une épizootie charbonneuse ; comme le charbon n'est pas la seule maladie capable d'altérer profondément la viande ; comme nous ne pouvons préciser quelles sont les maladies qui ne l'altèrent pas ; comme les saisons, les climats, d'autres circonstances, peuvent n'être pas sans influence sur cet objet, la prudence exige de défendre la vente des chairs de tous les animaux tués étant malades, ou morts de maladie, quelle qu'en soit la nature.

(7) *Page* 19. L'appareil de M. de la Chapelle de la Rouge consiste en une chaudière de lessive, placée sous un fourneau ordinaire, et surmontée d'une futaille de la contenance de cinq hectolitres, cerclée en fer, et posée debout. Le fond inférieur de cette futaille est percée de petits trous, au milieu de ce fond est une porte d'un tiers de mètre en carré, qu'on peut ouvrir et fermer à volonté. Au sommet est un couvercle mobile, percé d'un trou par lequel s'échappe une partie de la vapeur, et qui sert à introduire une tige de fer, pour s'assurer de l'état de cuisson des tubercules. Le tonneau étant rempli, on lute les pièces mobiles avec de la terre glaise, et on allume le feu. L'eau de la chaudière ne tarde pas à bouillir ; la vapeur pénètre par les trous du fond de la futaille, et cuit les tubercules. Alors on ouvre la porte ou clapet, et celles-ci tombent par un couloir de bois dans un baquet où une femme les broie, et les réduit en pâte, qui aprés avoir été délayée dans un peu d'eau, est donnée aux bestiaux. Chaque cuite qui est de 28 myriagra-

mes (560 liv.) s'effectue en 4 à 5 heures, et ne coûte que six fagots du pays, valant 12 à 15 fr. le cent. Certes, on ne peut pas dire que ce soit là une forte dépense soit de combustible, soit de main-d'œuvre.

C'est par ce régime que M. de la Chapelle engraisse avec économie des bœufs qui, à poids égal, sont toujours préférés par les bouchers de Lyon. Il ne convient pas moins aux vaches laitières.

Un voyageur qui parcourait les États-Unis, frappé de la qualité supérieure du lait qu'on lui servait dans une auberge, en demanda la raison, l'aubergiste qui était en même temps fermier, lui apprit que ses vaches étaient nourries de végétaux grossiers, mais cuits à la vapeur. Il lui montra des caisses de bois dont le fond était percé de trous, et que l'on plaçait sur une chaudière; c'était dans un appareil si simple que s'opérait la cuisson. Le fermier américain faisait cuire, par le même procédé, de la paille hachée. D'autres cultivateurs de ce pays traitent de la même manière les pommes de terre et le foin : cet usage est très-répandu dans les Etats-Unis.

Des fermiers anglais, propriétaires de vaches laitières, ont adopté avec succès, la méthode américaine. Elle est très-usitée dans le Brabant. Parmi ses sectateurs est un agronome qui, sous de plus brillans rapports, est connu dans l'univers : Walter-Scott engraisse son bétail avec une soupe blanche qu'il donne tiède.

Je ne dis rien des autres préparations des fourrages, tels que leur division mécanique, leur trituration, leur panification, etc. Qui ne connaît le bel établissement formé à Paris par M. Payen, pour hacher, non-seulement la paille, mais encore toute espèce de fourrage? Il en résulte un aliment qui, à moindre dose, nourrit mieux, même les chevaux soumis à un rude travail, tels que ceux qui traînent les *Omnibus*, tous nourris à Paris du fourrage préparé chez M. Payen. Je ne citerai pas une multitude de faits, qui prouvent que les grains concassés et humectés produisent un effet alimentaire d'un tiers plus grand que s'ils étaient donnés secs et entiers.

Un jour viendra (puisse-t-il n'être pas éloigné!) que l'usage alimentaire habituel des végétaux, tels que la nature les offre, sera réputé aussi barbare dans le régime des herbivores associés à l'homme, que dans celui de l'homme lui-même.

(8) *Page* 22. Parmi les expériences et les observations ingénieuses du célèbre comte de Rumfort, il en est qui prouvent jusques à l'évidence que l'action très-prolongée de l'eau bouillante sur certaines substances alimentaires de nature végétale, les modifie d'une manière particulière, et augmente beaucoup leurs propriétés nutritives.

« J'ai connu, dit un physicien italien (M. Gazzeri), un propriétaire qui, en faisant bouillir un certain temps l'avoine destinée à ses chevaux, était parvenu à réduire leur ration à moitié, non-seulement sans préjudice, mais encore avec un avantage évident pour leur entretien.

» J'ai appris en outre, par ma propre expérience, que certaines matières végétales, qui n'ont jamais été réputées alimentaires, éprouvent, après avoir long-temps bouilli dans l'eau, des changemens chimiques dans leur substance; les unes se rapprochent de la nature du mucilage, les autres de l'amidon; et deviennent ainsi susceptibles d'être digérées par les animaux, et de servir à leur nutrition. Si l'on considère que toutes les substances végétales sont essentiellement composées de trois seuls principes, c'est-à-dire, d'hydrogène, de carbone et d'oxigène, que le développement de ces principes en constitue toute la différence; qu'en variant cette proportion d'une manière quelconque, les matières végétales sont modifiées dans leur substance, et subissent une transmutation réciproque; si l'on réfléchit que l'eau est un composé d'oxigène et d'hydrogène; si l'on fait attention à un grand nombre de phénomènes de la vie végétale, qui montrent évidemment que l'eau s'associant un peu de carbone, forme les divers composés organiques qui constituent la vie des végétaux, on n'aura pas de peine à croire que l'action de l'eau, aidée de celle du calorique, puisse produire, dans des substances organisées ou de nature organique, des changemens notables, au moyen desquels celles qui étaient impropres à nourrir les animaux acquièrent cette qualité, et celles qui en étaient douées deviennent encore plus nutritives. »

Cette doctrine fait des progrès; je lis dans le journal du Gard :

« Le grain concassé nourrit mieux que le grain entier, il en est de même du pain, relativement à la farine; des légumes fermentés, relativement à ceux qui ne le sont pas ; des racines et autres substances cuites, comparées à celles qui sont crues, etc. ; et si nous poussons les tentatives plus loin, nous trouverons que le vieux linge, le bois et la paille, soumis à certaines préparations, peuvent produire du sucre, ou du moins du sirop, incomparablement plus nutritif que la matière dont il a été formé. *Toutes les substances organiques provenant du règne végétal, quelque arides qu'elles nous paraissent, sont susceptibles d'être converties en alimens.* Et un jour viendra où la chimie résoudra ce grand problème. (*Bulletin de la Soc. d'Agr. et du commerce du Var*, neuvième année pag. 28.)

Ce temps, il faut l'espérer du moins, n'est pas éloigné. Et lorqu'on sera parvenu à faire entrer dans le régime alimentaire pour les herbivores domestiques, tant de végétaux qui croissent inutilement dans les lieux marécageux, ou ce qui est pire, dont on ne tire quelque parti qu'en jetant dans les marais un bétail qui n'y trouve que la plus chétive nourriture avec un air impur. Lorsque ces végétaux seront distribués à l'étable en sortant de la chaudière, quelle amélioration immense n'aura-t-on pas obtenue ! Et ce terrain marécageux ne peut-il pas fournir le combustible nécessaire à la cuisson ? N'est-il pas en général tourbeux, et ne le fut-il qu'incomplètement, ne peut-on pas le rendre tout-à-fait combustible par une combustion légère habilement ménagée ? Utiliser, économiser, n'est-ce pas réellement produire ?

www.ingramcontent.com/pod-product-compliance
Ingram Content Group UK Ltd.
Pitfield, Milton Keynes, MK11 3LW, UK
UKHW021316190726
13839UKWH00007B/1902